AF582328

ÉTUDES

SUR

LE TATOUAGE

Considéré au point de vue de sa répartition géographique

PAR

LE DOCTEUR E. MAGITOT

Secrétaire-général adjoint de la Société d'Anthropologie de Paris.
Lauréat de l'Institut, etc.

COMMUNICATION
FAITE AU CONGRÈS DE L'ASSOCIATION FRANÇAISE POUR L'AVANCEMENT
DES SCIENCES, A ALGER. (AVRIL 1881)

(Extrait de la *Gazette médicale de l'Algérie.*)

PARIS
AUX BUREAUX DU JOURNAL
29, RUE BERGÈRE

1881

ÉTUDES

SUR

LE TATOUAGE

CONSIDÉRÉ AU POINT DE VUE

DE SA RÉPARTITION GÉOGRAPHIQUE

Dans l'histoire générale des mutilations ethniques, histoire dont nous avons essayé dernièrement, à Lisbonne, d'esquisser les traits principaux (1), le tatouage comprend une grande classe, *celle des mutilations cutanées*. C'est une pratique dont le but essentiel est d'imprimer à la peau, suivant divers procédés, des signes variés indébiles ou supposés tels. Elle remonte à la plus haute antiquité et vraisemblablement au début même des sociétés humaines.

En effet, les auteurs Grecs et Romains en font fréquemment mention. Ils en décrivent les méthodes qui consistent, tantôt en piqûres, tantôt en applications de fer rouge ; ces dernières, qui étaient réservées aux esclaves et aux vaincus, ne nous paraissent pas devoir être regardées comme un tatouage véritable.

Le Tatouage était d'ailleurs familier en Égypte, où l'on retrouve les poinçons caractéristiques. Il y avait été importé sans doute par quelque population du haut Nil, région qui représente encore actuellement le centre de tant de mutilations volontaires. Des Égyptiens, il a passé aux Hébreux, dont les textes en décrivent l'emploi, sous le nom *d'écriture de points sur la peau*.

(1) Comptes-rendus du Congrès préhistorique (Lisbonne, 1880).

Si l'on remonte plus loin encore, on retrouve la trace de cette pratique aux temps préhistoriques et l'on se souvient que Lartet n'a pas hésité à déclarer que certaines aiguilles effilées, faites de bois de Renne et trouvées dans la caverne d'Aurignac, étaient des instruments de tatouage (1).

Il faut reconnaître toutefois que les documents ethniques ou géographiques sur cette question sont fort peu nombreux : mais hâtons-nous d'ajouter que plusieurs d'entre eux ont une grande valeur.

Sans rappeler les auteurs anciens, qui se bornent à mentionner çà et là quelques faits de tatouage, ce n'est qu'à partir du siècle dernier que se rencontrent les premiers travaux spéciaux sur cette question.

C'est ainsi que le questionnaire, rédigé en 1785 pour le voyage de Lapeyrouse, indique formellement les recherches à faire dans cette voie : mais il ne semble pas que les explorateurs en aient tenu un compte suffisant.

En 1820, paraît la première étude sur le tatouage. Elle est due à R. P. Lesson, sous ce titre : *Du Tatouage chez les différents peuples de la terre* (2).

Plus tard, c'est à un tout autre point de vue que la question a été abordée. Ainsi, Follin, en 1848 : Casper et Chereau, en 1852, Tardieu, en 1855 ; l'ont traitée sous le rapport médical et médico-légal (3).

Enfin nous arrivons à M. Berchon qui, le premier, a écrit un livre sur les différents problèmes de l'ordre médical que soulève la pratique du tatouage. Son travail est des plus remarquables et il se complète de deux publications : l'une sur le tatouage aux îles Marquises, l'autre sur les accidents et les dangers de cette pratique (4).

Tel est, avec les relations isolées de la plupart des navigateurs, l'état de la littérature scientifique sur ce problème. Ajoutons toutefois, pour terminer, une publication très récente de M. Lacassagne professeur de médecine légale à la Faculté de Lyon, qui a recueilli

(1) *Annales des Sciences naturelles*, 4 série, zoologie. T. XVI.

(2) *Annales maritimes et coloniales*, 1820. 11e partie, n° 36.

(3) Follin. *Lettre à l'Académie de médecine*. Bulletin de l'Académie. T. XVI, p. 857 — Casper. *Traité de méd. lég*. Trad. française. 1862. T. II, p. 82.— Chereau. *Union méd*. T. VI, p. 545. — Tardieu. *Ann. d'hyg. publ*. T. III, p. 71.

(4) Berchon. *Tatouage aux Iles Marquises*. Bull. Société d'anthrop. 1860, p. 99. *Recherches sur le tatouage*. Compte rendu. *Mém. de la Soc. de Biolog*. 1861, p. 13. *Histoire méd. du tatouage*. Paris, 1866.

un nombre considérable de tatouages chez les criminels et sur les soldats des régiments algériens. Cette fois encore, la question est étudiée au point de vue médico-légal et dans ses rapports avec la criminalité (1).

Notre but personnel est beaucoup plus limité. Tout en réservant pour une autre époque une étude complète sur le tatouage ethnique, nous allons essayer aujourd'hui d'en fixer la répartition géographique suivant les principaux procédés employés.

Or, le tatouage, envisagé d'abord au point de vue des méthodes opératoires, se divise en cinq variétés, qui sont :

1° Le Tatouage par piqûres ;

2° Le Tatouage par incisions ou cicatrices ;

3° Le Tatouage par ulcérations ou brûlures ;

4° Le Tatouage sous-épidermique ;

5° Le Tatouage mixte, dans lequel il y a mélange de plusieurs des procédés précédents.

1. — Tatouage par piqûres.

C'est le plus répandu de tous. On le retrouve dans toutes les parties du monde et particulièrement en Europe où, il s'est perpétué. depuis les temps proto-historiques jusqu'à nos jours. Autrefois il était le privilège de certains groupes ethniques, tandis qu'aujourd'hui il ne se montre que sous forme errative et à titre de souvenir d'une tradition ancienne. C'est avec ce caractère qu'il persiste chez quelques peuples de l'Italie et dans diverses classes inférieures de nos sociétés, certains corps de métiers, etc.

En dehors de l'Europe, le tatouage par piqûres se retrouve d'abord chez les Arabes et les Kabyles. Ici la question mérite de nous arrêter un instant et, bien que nous n'ayons point encore une expérience personnelle, nous mettrons à contribution les documents qu'ont bien voulu nous fournir à ce sujet plusieurs de nos confrères de l'armée et en particulier le docteur Lacassagne que nous avons déjà cité tout à l'heure.

L'opération se fait ici le plus souvent par piqûres mais parfois

(1) *Annales d'hygiène et de médecine légale*, 1881, 1er avril.

aussi par des incisions superficielles du derme, dans lesquelles on applique des matières colorantes.

Cette seconde méthode ne nous paraît pas toutefois de nature à ranger le tatouage en Algérie, dans la classe des tatouages par cicatrices; car, l'incision n'aurait ici pour but que l'introduction plus facile que par la piqûre des matières colorantes employées.

Le tatouage se pratique en Algérie par la main des femmes qui tracent ainsi soit chez les enfants, soit chez les adultes des dessins qui rappellent les dispositions des broderies bien connues de laine et de soie, des dentelles, etc. (1).

Voici d'ailleurs sur les tatouages algériens une note personnelle du Dr Lacassagne :

« Ce sont généralement des mauresques qui tatouent les Arabes
« Elles se tiennent le plus souvent sur les marchés, très rarement
« on trouve des hommes exerçant cette profession.

« En général les tatouages sont faits à l'aide d'incisions légè-
« res pratiquées dans la peau avec un instrument tranchant.
« On verse alors sur ces incisions représentant un dessin quel-
« conque du charbon pilé ou du bleu de blanchisseuse, rarement
« on emploie l'encre de Chine. Le henna remplace le vermillon,
« mais il est généralement très peu apparent : il s'emploie en
« poudre.

« Quelquefois aussi, on tatoue à l'aide d'aiguilles. A la suite
« du tatouage, les opérateurs appliquent sur la partie tatouée,
« une herbe qu'ils nomment *maghnina*, et qu'ils laissent une
« journée sur la plaie. Cette herbe a, suivant eux, la propriété
« d'empêcher l'inflammation et les croûtes qu'elle provoque. Un
« Arabe m'a dit avoir employé dans le même but de l'essence de
« sapin (?).

« Le prix des tatouages varie; il est plus élevé pour les hommes
« faisant partie de la tribu des tatoueurs. Le paiement s'effectue
« soit en argent, soit en blé, en orge et autres céréales. Lorsque
« les tatoueurs veulent enlever un tatouage, ils appliquent sur
« la partie un emplâtre composé de Djir (chaux-vive) et de
« saboïen akhal (savon noir) : Ce mélange produit une cicatrice
« semblable à celle d'un vésicatoire et généralement le tatouage
« s'affaiblit ou disparaît. Nous avons pu remarquer sur diffé-
« rentes prostituées arabes que quelques tatouages portaient des

(1) Gillebert Dhercourt. *Anthropol. de l'Algérie*. Mémoires de la Société d'anthrop. de Paris. T. III, p. 17.

« cicatrices de brûlures. Il faut les attribuer à la coutume qu'ont « ces femmes de se poser sur les bras, l'extrémité incandescente « d'une cigarette lorsqu'elles ont quelque discussion avec un de « leurs amants.

« J'ai les dessins et les observations de tatouages, pris sur 32 « spahis, originaires pour la plupart de la province d'Alger, et « sur 16 prostituées de différentes maisons publiques de Me- « déah. Quelques-unes de ces femmes étaient de la même pro- « vince, d'autres du sud de la province de Constantine. J'ai « trouvé des tatouages surtout chez les femmes, à la face, sur le « front, aux ailes du nez, au menton, à la lèvre inférieure, sur « les os malaires. Puis aux bras, aux avant-bras, aux poignets : « quelques-uns ressemblent par leurs dispositions générales à la « trame d'une dentelle. Ceux là se voient aussi sur la face dor- « sale des mains et ressemblent à des mitaines.

« Les hommes en ont plus souvent aux bras, sur la face dorsale « des mains, au nez, aux tempes, et fréquemment à la malléole « externe. Ce dernier, paraît-il, dans quelques tribus, désigne un « habile cavalier.

« Hommes ou femmes en présentent rarement sur la poitrine « et plus rarement encore sur le ventre et la partie supérieure des « cuisses. Bon nombre de prostituées se font tatouer des grains « de beauté, des mouches qui se trouvent à la commissure des « lèvres, à la lèvre supérieure ou inférieure, sur la joue ou près « de la fente externe des paupières. J'ai trois observations de « prostituées dont les dessins représentent un portrait ou l'ins- « cription d'un ancien amant et à côté et sur l'autre bras le por- « trait ou le nom d'une femme. Cette observation avait déjà été « faite par Parent-Duchatelet, et s'il est curieux de le constater « chez les femmes arabes, il est facile d'en trouver l'explica- « tion.

« Des tatouages sur des spahis, représentent des zouaves, des « spahis, des Arabes, Abd-el-Kader, des inscriptions arabes, des « palmiers, une gazelle, le croissant et l'étoile.... — et même « un crucifix. Ces tatouages ont été faits ou à l'hôpital ou dans « les postes du sud, par des zouaves ou des hommes du bataillon « d'Afrique qui se font en général payer assez cher leur talent « de mauvais dessinateurs.

« Je n'ai pas pu arriver à trouver des tatouages spéciaux aux « différentes tribus, cependant ceux du Cercle de Boghar, de la

« tribu des Zaoulas, (près d'Orléansville), me semblent assez ca- « ractéristiques (1).

« Beaucoup d'Arabes n'ont souvent qu'un tatouage représen- « tant un trait, long d'un centimètre et large de deux millimètres, « sur l'aile droite du nez.

« Il est facile de reconnaître dans ces tatouages les traces des « scarifications ou incisions qui les ont produits. J'ajoute qu'un « grand nombre s'effacent avec l'âge et j'attribue cette dispari- « tion au charbon employé. Disons enfin que beaucoup d'Arabes, « surtout les femmes, sont tatouées fort jeunes ; plus tard, c'est « de la coquetterie ou de la vanité. »

Le tatouage par piqûre était d'un usage immémorial, chez une foule d'insulaires de la Polynésie et de la Malaisie; on l'a retrouvé aussi chez certaines tribus Tongouses, qui font pénétrer dans la peau des couleurs diverses et du charbon pulvérisé. Il en est de même chez les Néo-Zélandais. Dans ces différentes régions, ce sont les vieilles femmes qui pratiquent le tatouage. Ailleurs, comme chez les Alfourous, les prêtres opèrent en personne. Tantôt les dessins sont grossiers, comme chez certaines tribus guerrières, tantôt le tatouage est fin et délicat, comme celui des femmes de l'archipel de la Société. A Tahiti, il est d'une rare élégance, formant des séries pointillées sur les lèvres, ou des raies bleues sur les joues, le front, les épaules ou les seins.

D'autre part, Cook, qui a figuré plusieurs instruments de tatouage, a vu des guerriers Maoris, qui s'étaient fait tatouer toute la moitié du corps, tandis que l'autre restait libre.

Aux îles Marquises, le même procédé s'emploie pour caractériser non seulement certaines tribus, mais encore les castes et les divisions sociales.

Ainsi, il y a un tatouage particulier pour les esclaves et les domestiques ; un autre pour les veuves; un autre pour les guerriers. Ce dernier, pratiqué après un combat ou une conquête, devient signe de noblesse (2) et la forme ou les dessins adoptés se transmettent aux descendants, qui se font gloire de porter ainsi sur la peau le blason de leurs aïeux.

(1) Nous pouvons ajouter, au récit de M. Lacassagne, un renseignement personnel, que nous avons recueilli tout récemment en Algérie, dans le sud de la province d'Oran : Les hommes de Mascara portent tous un tatouage uniforme, sur la face dorsale de la main droite. Ce serait, paraît-il, un signe caractéristique de Tribu.

(2) Foley. *Quatre années en Océanie*. Paris, 1875.

En Chine, à l'île de Haimam, les Seng-Li se tatouent le visage par la même méthode (1) et, au Japon, les plongeurs se couvrent tout le corps d'un tatouage très serré, destiné à effrayer les poissons carnassiers qui s'attaquent à l'homme (2). On peut ajouter que, chez certaines peuplades, le tatouage ne reste pas exclusif à la peau. Car les femmes de Sénégambie se dessinent aussi, sur les lèvres et les gencives, des dessins colorés par l'indigo.

D'autres applications du tatouage ont été signalées par les auteurs, dans l'Indo-Chine; le tatouage, qui s'effectue aussi par piqûres, est fort intéressant à étudier et nous ne pouvons mieux faire que de reproduire ici, une note qu'a bien voulu rédiger pour nous, sur cette question, notre ami M. le Dr Armand; voici cette note:

« Les Annamites, qui se tatouaient généralement tous autrefois, « d'après leurs annales, ont depuis longtemps abandonné cette « coutume.

« Les Cambodgiens se tatouent généralement peu, au moins « dans le Sud. Dans le Laos, presque tous les hommes sont ta- « toués, en tatouages noirs dans l'immense majorité des cas, re- « présentant, en général, surtout sur les pectoraux et suivant une « ligne verticale séparant le deltoïde en deux moitiés égales, des « caractères Siamois ou Laotiens, dont je ne connais pas le sens. « Les tatouages sont ensuite fréquents aux jambes, où ils repré- « sentent un anneau enserrant la partie supérieure de l'un des « mollets. On voit encore souvent, toujours sur le mollet, des « figures représentant un *Krout* (*garouda* de la mythologie brah- « manique) un *naga* ou dragon, un tigre, etc... Cette dernière fi- « gure aurait pour but de préserver des attaques du grand car- « nassier. On emploie aussi le tatouage dans une intention cura- « tive et il est bien évident que, dans les cas de névralgie, « l'opération assez douloureuse, et suivie d'une inflammation « parfois assez intense pour nécessiter plusieurs séances, peut « avoir un effet salutaire.

« Chez les sauvages que j'ai visités, je n'ai rencontré de tatoua- « ges réguliers ethniques que dans la vallée du Sé-Beng-Hieng. « Là les hommes et les femmes ont la lèvre supérieure tatouée « en bleu plus clair que celui que donnent les couleurs noires ; je « ne sais de quelle substance ils se servent.

(1) D'Hervey-St-Denis. Extrait de l'*Ethnographie des peuples étrangers* de l'écrivain chinois *Ma-Touan-lin*. T. II, p. 401.
(2) Dr E. Martin. *Histoire des monstres*. Paris, 1879, p. 252.

« Dans le nord du Laos, et au Yun-Nan, les tatouages pren« nent une importance de plus en plus considérable. Vous trou« verez dans les planches de *l'Atlas de l'exploration du Mé-Kong*, « toute une série de dessins, qui en disent plus long qu'une des« cription minutieuse ; ces tatouages servent même là à distinguer « les populations (Laios, ventre noir).

« Voici comment se pratique le tatouage qui, au Laos, est confié « aux Bonzes.

« L'on dessine d'abord sur la peau les lignes que l'on veut « suivre, hâchures, dessins quelconques, lettres, animaux, etc... « Puis, avec un instrument de bronze ou de fer, formé d'une tige « de 20 à 25 cent. de longueur, terminée par deux pointes « rapprochées, ou parfois par un assez grand nombre d'aiguilles « plus fines, enduites du mélange de noir de fumée et d'huile « qui sert à enduire les caractères gravés à la pointe sur les « feuilles de palmiers des manuscrits, l'opérateur pratique une « série de piqûres très rapidement faites. Le patient paraît res« sentir une assez vive souffrance. »

D'après M. Miklucho-Maclay, les femmes de l'archipel Pilan, se font tatouer le Mont-de-Vénus et dans les peuplades de l'Arizona de l'Amérique du Sud, le tatouage est appliqué à titre de châtiment pour marquer un coupable (1).

Le mode opératoire, très bien étudié par le Dr Berchon (2), consiste tantôt dans l'emploi d'aiguilles, soit isolées, soit accouplées, et introduites doucement ou brusquement, tantôt verticalement, tantôt obliquement, parfois enfin frappées avec un marteau.

C'est le procédé usité en Europe, au moyen d'arêtes de poissons, de parcelles d'os, de dents de requins, d'épines végétales, ainsi que cela se pratique en Afrique et dans le Nouveau-Monde.

Les substances colorantes sont très nombreuses : le charbon pulvérisé et mélangé à des matières grasses, les sucs rouges de certaines plantes et dans les temps plus récents, l'encre de Chine l'indigo et les diverses couleurs du commerce.

Quant aux dessins et ornements fixés ainsi sur la peau, ils représentent tout ce que la fantaisie humaine peut imaginer : lignes parallèles, arabesques, vermiculations, croix, ondulations diverses, portraits grossiers d'animaux, de plantes, dessins érotiques, etc.

(1) *Zeitschriff fur ethnologie*, 1879, page 334.
(2) *Loc. cit.* Paris, 1869.

2. — Tatouage par incisions.

Ce mode de tatouage se présente sous deux variétés, l'une consistant dans de simples scarifications, assez analogues à celles qui résultent de l'application de nos ventouses(*Tatouage par mouchetures*), l'autre comprend une série d'incisions plus étendues dont on éloigne soigneusement les bords, de façon que la cicatrisation laisse sur les téguments des plaques blanches et décolorées comme le sont les entailles sur un jeune arbre. *C'est un tatouage par cicatrice.*

Le procédé par mouchetures est très répandu chez les nègres qui s'en couvrent le visage et parfois toute la surface du corps. Il sert, chez eux, à différencier les tribus et comme il arrive parfois qu'un nègre émigre d'une tribu dans une autre, on peut observer sur son visage deux systèmes de mouchetures superposées.

Le procédé par larges incisions est plus particulier à la Mélanaisie. Cameron et Schweinfurth l'ont aussi rencontré dans les tribus de l'Afrique centrale ; mais c'est dans cette région surtout que les mélanges de procédés sont assez accentués pour permettre de ranger les opérations dans les systèmes de tatouage mixte.

Le tatouage par cicatrice serait du reste presque aussi ancien que le procédé par piqûre. Quelques historiens rapportent même qu'il était en usage chez certains peuples qui envahirent l'Europe. C'est ainsi que, d'après Ammien Marcellin (1), les cavaliers d'Attila avaient le visage couvert de cicatrices.

3. — Tatouage par ulcération ou brulûre.

Ce procédé, qui est le plus barbare et le plus douloureux de tous, consiste tantôt à irriter, à ulcérer une incision préalable en appliquant à sa surface les sucs caustiques de certaines plantes, tantôt à pratiquer de véritables brulûres à la manière de nos anciens moxas.

(1) Cité par Lagneau. *Anthropologie de la France. Diction. encyclop* : article *France*.

Le but est d'obtenir une végétation de la peau, une sorte de bourgeon ou de champignon : et le grand art, consiste à les disposer en une série, tantôt graduée tantôt de volume égal, dans une certaine région du corps ; le plus souvent la face.

Parfois encore ce résultat est obtenu par un mécanisme de torsion de la peau, au moyen d'une aiguille, ainsi que le docteur Tavano l'a rencontré, chez quelques peuplades des côtes de l'Afrique (1).

Les brulûres s'obtiennent par l'application sur la peau de petits morceaux de charbon enflammés, soit, comme en Calédonie, de nervures de feuilles du cocotier qu'on applique suivant certains dessins, qu'on allume sur place et dont on active la combustion en soufflant avec la bouche. Dès que la tendance à la cicatrisation se manifeste, on arrache les croûtes qui se forment sur la plaie, on en irrite la surface et il se produit bientôt des bourgeonnements dont on favorise le développement par les mêmes moyens. Ces bourgeons sont disposés soit en groupes, soit en lignes continues. Aussitôt formés au gré de l'opérateur, on lave à l'eau froide et ces étranges ornements conservent indéfiniment leur forme ainsi que la couleur blanchâtre ordinaire aux cicatrices.

Ce sont ces bizarres productions qui ornent le front des Tasmaniens, les épaules des Australiens et qui s'observent chez les Papous et les Néo-Guinéens.

En Afrique, elles se trouvent au Soudan, d'après Castelnau; en Mozambique où elles affectent la forme d'étoiles et chez les Zoulous qui se décorent de cette manière les reins, le dos et les cuisses.

4. — Tatouage sous-épidermique.

Il consiste à passer entre l'épiderme et le derme des aiguilles armées d'un fil, lequel est enduit de graisse mélangée avec de la suie de lampe (2).

Ce tatouage est plus employé chez les femmes que chez les

(1) *Bulletin de la Société d'anthropologie*, 1877, p. 333.
(2) Faw. *Recherches sur les Américains*. T. I, p. 263.

hommes et il ne s'applique qu'au visage, aux mains et aux pieds, c'est-à-dire aux parties découvertes. Il a été retrouvé dernièrement chez les Tchouktchis, lors de l'expédition du professeur Nordenskiold. Il paraît donc spécial et exclusif aux peuplades qui habitent le voisinage des régions polaires,

3. — Tatouage mixte.

Enfin sous le nom de *tatouages mixtes*, nous comprenons les mélanges sur un même groupe ethnique de plusieurs des tatouages précédents. Ainsi, en Nouvelle-Zélande et chez beaucoup de tribus nègres, on rencontre à la fois la pratique par incisions qui donne les cicatrices blanchâtres et celle des piqûres qui viennent compléter autour des points incisés un système complexe d'ornementation.

D'après Hartmann, ce procédé mixte est familier chez les Berabras et les Bedjas et dans les tribus du Loango, où sont de profondes entailles laissant de larges cicatrices, tandis que chez les Niam-Niams ce sont des guirlandes élégantes qui se trouvent aussi chez les femmes Matambré, Makoundé, Mangadjas et Machingas.

Cameron, de son côté, mentionne que les habitants des bords du lac Tanganijika ont pour le tatouage un goût très vif et sont couverts de petites incisions formant des spirales, des cercles, des lignes droites.

A l'extrémité Sud-Est du même lac, une ligne de tatouage, qui descend au milieu du front, et deux raies sur les tempes, raies qui parfois se prolongent jusqu'au menton, semblent constituer les marques de la tribu.

Certains Vouagonhha mettent dans leurs cheveux le couteau dont ils se servent pour le tatouage. On observe aussi, sur divers points de l'Europe, un autre mélange du tatouage par simple piqûre avec le procédé sous-épidermique. C'est le cas, en particulier, pour l'Italie.

CONCLUSIONS.

Si maintenant nous tentons de résumer au point de vue de la répartition géographique ces notions générales sur le tatouage, nous arrivons aux résultats suivants.

1° *Tatouage par piqûres :* La Polynésie, c'est-à-dire tous les Archipels à l'exception de la Nouvelle Zélande : les îles Marquises excepté les îles de Rapa et de Laivavaï du groupe Pomatou, l'île de Pâques, la Micronésie ; la Nouvelle-Guinée ; le groupe Papou ; à Bornéo, le groupe des Dayaks.

En Amérique méridionale : les Charruas, les tribus du grand Chaco au Brésil, les Guaranis, et les Pampéens, les Patagons.

En Amérique du Nord, les Peaux Rouges.

En Afrique : les Kabyles, les Arabes, les Égyptiens, les Niam-Niams, les Sénégambiens et les peuplades des rives du Sénégal.

En Asie : les Seng-li, de l'île Haï-Nam, les Chin-Ham, anciens peuples de la Corée, les Baitos et les Ouen-Chin du Japon, des îles Koussilis et Aléoutiennes, les habitants de Formose, les anciens Annamites ; les Ouen-Mien-Po, peuple barbare du Sud-Ouest de l'empire chinois.

2° *Tatouage par incision simple :* Mélanaisie, tribus nègres africaines ; Loango, Makoudé, Mangaudja, Machiuja, (d'après Hartmann), les rives orientale et méridionale du lac Tanganijika (d'après Cameron), la Guinée, la Nouvelle-Zélande.

3° *Tatouage par ulcération ou brûlure :* Tribus des Huns d'Attila, Tasmanie, Australie et Guyane, Papous et Néo-Guinéens, Mincopies et Négritos ; les Alfourous, la Calédonie, le Soudan, Mozambique et les Zoulous.

4° *Tatouage sous-épidermique :* Esquimaux, Tchouktchis, Groënlandais, une partie de l'Europe (Italie).

5° *Tatouages mixtes* :

A. Mélange des procédés par piqûres et sous-épidermique ; *Europe*.

B. Mélange d'incisions et piqûres combinées : *Nouvelle-Zélande*, beaucoup de tribus nègres de l'*Afrique* et quelques tribus algériennes.

C. Mélange du tatouage par *bourgeonnement et par piqure*. Ce dernier système se surajoutant d'ailleurs au premier et variant de dessin, suivant les incidents principaux de la vie : *Iles Marquises*.

417-9-81. — Saint-Quentin. — Imp. Jules Moureau.

www.ingramcontent.com/pod-product-compliance
Lightning Source LLC
LaVergne TN
LVHW050522160826
845677LV00004B/1255

* 9 7 8 2 3 2 9 6 3 5 6 5 1 *